W0310651

Inhalt

Rezepte

Salate 86

Suppen 97

Kochbuch gegen Sodbrennen

100 Rezepte für eine gesunde Ernährung und mehr Lebensqualität

Einleitung

Alles beginnt mit einem sauren Aufstoßen, einem Brennen in der Speiseröhre und einem Stechen in der Brust. Ungefähr jeder fünfte Mensch in Deutschland ist heutzutage von Reflux, auch gastroösophageale Refluxkrankheit genannt, betroffen.

Doch woran genau merkt man, dass es sich um einen Reflux handelt? Was genau sind die Anzeichen und wie werden die Symptome ausgelöst? Was sind die Unterschiede zwischen einem „einfachen“ Sodbrennen und einem Reflux? Warum leiden einige Menschen an Reflux und andere nicht? Und was sind eigentlich die Folgen?

Die Refluxkrankheit zeichnet sich dadurch aus, dass sie Sodbrennen und Schmerzen hinter dem Brustbein verursacht. Dabei sind die Schmerzen beim Ruhen sogar noch schlimmer, weil durch die Liegeposition die Säure leichter in die Speiseeröhre fließt. Sodbrennen ist demzufolge ein Symptom der Refluxkrankheit.
Um festzustellen, ob man ein Betroffener ist, gibt es einen 24-Stunden-ph-Metrie Test. Durch ihn kann eine sichere Diagnose gestellt werden. Wenn man die Diagnose erhalten hat, ist das im ersten Moment etwas schockierend, aber es ist noch lange kein Grund, den Kopf in den Sand zu stecken.

Medikamente sowie die richtige Ernährung können dabei helfen, die Beschwerden zu lindern. Mit etwas Disziplin können zumindest mit der Ernährung Beschwerden gelindert werden. Wie genau das funktioniert, wird nun im Folgenden erläutert.

Was ist Reflux?

Der Großteil der Menschen hatte es schonmal – allerdings wissen die wenigsten genau, dass es sich um eine ernsthafte Erkrankung handeln könnte. Ungefähr 15 Prozent der Bevölkerung leiden stark und vor allem regelmäßig an Sodbrennen und sind auf Grund dessen vielleicht sogar in Behandlung. Es wird also Zeit, sich mit den Ursachen genauer auseinander zu setzen.

Das Wort „Reflux“ stammt aus dem Lateinischen und bedeutet im Grunde nichts anderes als „Rückfluss“. Dabei entsteht Sodbrennen dadurch, dass saurer Mageninhalt durch die Speiseröhre nach oben aufsteigt, also „zurückfließt“.

Bei einem Reflux kommen mehrere Faktoren zusammen. So spielen ungesunde Ernährung, Rauchen, Alkohol und die Säureproduktion im Magen, eine wichtige Rolle.

Die Refluxkrankheit ist dabei eher ein mechanisches Problem. Der Ringmuskel am unteren Ende der Speiseröhre bildet eigentlich einen Verschlussmechanismus, den Ösophagussphinkter. Ist dieser Muskel zu schlaff, fließt der Inhalt des Magens zurück in die Speiseröhre. Da der Magen jedoch immer wieder Säure produziert, fließt auch diese durch die Speiseröhre und so entsteht „Sodbrennen“.

Weitere Refluxanzeichen, neben dem Sodbrennen, sind unter anderem ein trockener Rachen, Schluckbeschwerden und plötzliches Erbrechen.

Teilweise kann es dazu kommen, dass der Mageninhalt dabei in die Lunge gerät. Sollte dies geschehen, kann es zu weiteren organischen Problemen kommen. So kann zum Beispiel die Schleimhaut geschädigt werden.

Auch kann es dazu führen, dass die Beweglichkeit der Speiseröhre herabgesetzt wird. Dadurch kann diese sich nicht mehr selbst ausreichend reinigen und die zurückbleibende Magensäure schädigt die Schleimhaut, wodurch das Brennen entsteht.

Leidet die Lebensqualität unter den Symptomen des Refluxes, so spricht man von einer Refluxerkrankung. Dabei ist gelegentliches Sodbrennen noch kein Grund zur Besorgnis. Sollte das Sodbrennen aber chronisch werden, muss etwas getan und ein Arzt konsultiert werden.

Was ist Sodbrennen?

Sodbrennen kennt eigentlich jeder. Jeder hatte schon einmal den brennenden Schmerz, der aus dem Bauch am Brustbein entlang in den Hals aufsteigt. 20 Millionen Menschen in Deutschland können diese Symptome bestätigen.

Die Beschwerden von Sodbrennen werden dadurch ausgelöst, dass saurer Mageninhalt den Schließmuskel am Eingang des Magens überwindet und die Speiseröhre dadurch gereizt wird.
Besonders schlimm wird das Brennen nach dem Essen, im Liegen oder beim Bücken. Auch bei körperlicher Belastung kann Sodbrennen besonders schlimm werden, da die Magensäure hier viel einfacher in die Speiseröhre gelangt.

Auch Schwangere leiden sehr häufig an Sodbrennen. Das liegt besonders an den Schwangerschaftshormonen, die dafür sorgen, dass der Schließmuskel nicht fest genug ist. Auch die Gebärmutter drückt, je mehr sie wächst, auf den Magen.
Zudem kann privater und beruflicher Stress zu Sodbrennen führen. Denn bei Stress wird vom Magen übermäßig viel Magensäure produziert. Die Folge ist, dass der Magen übersäuert.

Die Ursachen von Reflux und Sodbrennen

Es gibt verschiedene Ursachen, die für einen Reflux oder für Sodbrennen sprechen. Ursachen, die einen Reflux auslösen sind unter anderem:

- Rheumatische Erkrankungen, zum Beispiel Sklerodermie
- Funktionsstörung des Speiseröhrenschließmuskels
- Zwerchfellbruch
- Entleerungsstörung des Magens durch die Schädigung von Nerven, zum Beispiel durch eine Zuckerkrankheit
- Rückfluss von Dünndarminhalt in den Magen
- Verminderte Selbstreinigungsfähigkeit der Speiseröhre
- Schwangerschaft

Aber auch die Ernährung spielt eine wichtige Rolle. Ursachen können hier entstehen durch:

- Üppiges Essen
- Zu fette, zu stark gesüßte oder zu saure Speisen und Getränke
- Übermäßiger Alkoholkonsum

Auch Medikamente können Ursache der Erkrankung sein:

- Acetylsalicylsäure
- Psychopharmaka
- Mittel mit Pfefferminzöl
- Kalziumantagonisten
- Nitrate

Daneben gibt es noch einige mehr Ursachen, die die Refluxkrankheit beeinflussen können. So kann zum Beispiel auch Übergewicht, zu enge Kleidung, Bücken oder Heben dazu führen, dass starkes Sodbrennen entsteht. Auch Stress und Ärger beeinflussen den Reflux enorm. Eigentlich alles, was auf den Bauch und den Magen drückt.

Die Ursachen von Sodbrennen sind weitestgehend die gleichen, wie beim Reflux. So zählen übermäßiger Stress, Schwangerschaft, bestimmte Medikamente, Übergewicht oder fettreiche Ernährung zu den Ursachen, die Sodbrennen auslösen können.
Aber auch folgende Indikatoren können Beschwerden auslösen:

Die Magensäure befindet sich am falschen Ort, nämlich in der Speiseröhre.

- Zu viel Magensäure
- Zu wenig Magensäure

Die Symptome von Reflux und Sodbrennen

Was genau sind nun aber die Symptome von Reflux? Wie kann man feststellen, ob man an dieser Erkrankung leidet?

Zu den häufigsten Beschwerden zählt auf jeden Fall das Sodbrennen. Dabei verspüren einige ein Brennen, die anderen eher einen Druck oder ein Hitzegefühl, welches vom oberen Bauch über das Brustbein, bis hoch in den Hals geht.
Aber auch einige weitere Symptome kommen neben dem Sodbrennen hinzu, auch solche, die zunächst nicht mit der Refluxkrankheit in Verbindung gebracht werden können. So kann eine chronische Entzündung des Kehlkopfes entstehen. Aber auch Heiserkeit und eine belegte Stimme.

Auch die folgenden Symptome zählen dazu:

- Erbrechen
- Aufstoßen von Luft
- Engegefühl hinter dem Brustbein
- Heiserkeit
- Schluckbeschwerden
- Räusperzwang
- Luftnot
- Asthma
- Chronische Bronchitis
- Blutarmut
- Schädigung der Lunge, leichte Lungenentzündung

Die Lunge wird dadurch sehr belastet, dass selbst kleinste Mengen an Magensäure in das Bronchialsystem eindringen. Dies kann zu einer chronischen Bronchitis oder sogar zu Asthma führen.

Auch beim Sodbrennen gibt es einige Symptome, die sich teilweise mit denen des Refluxes decken. So zählen die folgenden Symptome auch zum Sodbrennen:

- Saures Aufstoßen
- Husten
- Halsschmerzen
- Brennen hinter dem Brustbein
- Druckgefühl im Oberbauch

Dabei sind die Symptome von Sodbrennen häufig sehr unangenehm, allerdings meist auch harmlos. Im Gegensatz zum Reflux, der chronisch werden kann. Die Beschwerden verringern dann enorm die Lebensqualität.

Die Folgen von Reflux und Sodbrennen

Wer häufig Sodbrennen hat, muss damit rechnen, auch an Folgeschäden zu erkranken. Allerdings müssen diese, anders wie beim Reflux, nicht so gravierend ausfallen. Das liegt daran, dass Sodbrennen nicht dauerhaft auftritt, sondern nur in bestimmten Situationen.

Dagegen ist bei einem Reflux der Muskel zwischen Speiseröhre und Magen geschädigt. Aufgrund dessen gelangt ständig Magensäure in die Speiseröhre. Dies hat demnach schlimmere Folgen. So kann die Refluxerkrankung dazu führen, dass sich die Schleimhaut am unteren Ende der Speiseröhre verändert. Dies nennt man „Barret-Ösophagus“. Im schlimmsten Fall kann es zu Speiseröhrenkrebs führen.
Auch eine Verengung der Speiseröhre ist möglich. Diese entsteht dadurch, dass eine starke Entzündung Narben in der Speiseröhre hinterlässt. Diese Narben verengen die Öffnung der Speiseröhre und das Schlucken wird deutlich erschwert.

Wie kann eine Refluxerkrankung festgestellt werden?

Wenn man den Verdacht hat an Reflux erkrankt zu sein, ist der erste und wichtigste Ansprechpartner zunächst der Hausarzt. Dieser entscheidet, ob auch ein Facharzt für Innere Medizin oder ein Gastroenterologe einbezogen werden soll.
Zunächst wird sich der Arzt den genauen Krankheitsverlauf schildern lassen. Er wird Fragen nach dem aktuellen Gesundheitszustand sowie bekannten Vorerkrankungen stellen. Diesen Vorgang nennt man Anamnese. Folgende Fragen sind dabei möglich:

- Leiden Sie unter Sodbrennen?
- Leiden Sie unter Schluckbeschwerden?
- Haben Sie Vorerkrankungen der Speiseröhre oder des Magens?
- Nehmen Sie Medikamente?
- Leiden Sie unter einem Druckgefühl im Magen, Brustbein oder Hals?
- Leiden Sie unter Aufstoßen?
- Trinken Sie Alkohol oder Kaffee?
- Rauchen Sie?
- Wie ernähren Sie sich?

Im Anschluss an das Anamnesegespräch wird der Arzt eine körperliche Untersuchung durchführen. Dabei werden zunächst andere mögliche Ursachen ausgeschlossen. Der Arzt wird das Herz abhören sowie sich den Mund- und Rachenraum ansehen.

Um allerdings eine sichere Diagnose zu erhalten, wird sehr wahrscheinlich eine Magenspiegelung oder eine Langzeit pH-Messung über 24 Stunden durchgeführt werden.

Behandlungsmaßnahmen

Die gute Nachricht ist, dass die Refluxkrankheit behandelt werden kann. Bereits eine Änderung der Ernährungsgewohnheiten sowie eine Entschleunigung des Lebensstils können bereits eine Linderung der Symptome herbeiführen. Auch eine medikamentöse Behandlung kann meist dem Großteil der Betroffenen helfen. Als letzte Maßnahme kann auch eine Operation Abhilfe schaffen.
Weitere Maßnahmen können sein:

- Vermeidung des Tragens von zu enger Kleidung
- Schlafen mit leicht erhöhtem Oberkörper und in Seitenlage
- Körperliche Aktivität
- Gewichtsabnahme
- Alkohol meiden
- Proteinreiche Ernährung
- Mehrere kleinere Mahlzeiten am Tag
- Kleine kohlenhydrat- und fettarme Mahlzeiten
- Nicht kurz vorm Schlafengehen essen
- Kaffee meiden

- Bestimmte Medikamente, wie z.B. Protonenpumpenhemmer (Omeprazol oder Pantoprazol) nicht in zu hohen Dosen zu sich nehmen
- Einnahme von Bullrichsalz (nicht zu häufig einsetzen)
- Kamillentee
- Rauchen aufgeben

Im Folgenden gibt es nun eine ganze Reihe von Rezepten, die dabei helfen, die Ernährung so umzustellen, dass weniger Beschwerden auftreten.

Eine gute Vorbereitung hilft ebenfalls dabei, sich den Stress zu nehmen. Weniger Stress ist enorm wichtig, denn auch er führt zu einer Linderung der Beschwerden.

Frühstück

American Pancakes

Zutaten für 4 Portionen:
100 g Whey-Proteinpulver
100 ml Sojamilch
4 Eier
50 g gemahlene Mandeln
Etwas Stevia
2 EL Öl

Zubereitung:

Zunächst die Eier trennen. Das Eiweiß in ein hohes Rührgefäß geben und steif schlagen. Anschließend Sojamilch zusammen mit dem Proteinpulver und den gemahlenen Mandeln vermengen und mit Stevia süßen. Die Milchmischung vorsichtig unter den Eischnee heben.
Das Öl in eine Pfanne geben und erhitzen. Nun einen Esslöffel der Pancake-Masse in die Pfanne geben und von beiden Seiten ca. 2 Minuten goldbraun braten. Mit dem übrigen Teig genauso verfahren. Auf Tellern anrichten und servieren.

Brötchen

Zutaten für 8 Brötchen:
6 Eiweiß
120 ml Kokosmilch, halbfett
195 g Mandelmehl
30 g Kokosmehl
2 TL Backpulver
2 EL Kokosöl, kalt

Zubereitung:

Zunächst Eiweiß und Kokosmilch in eine Rührschüssel geben und mit einem Rührgerät solange miteinander vermengen, bis eine glatte Masse entsteht. Anschließend das Mandel- mit dem Kokosmehl und dem Backpulver vermischen, das Kokosöl hinzugeben und mit einer Gabel verkneten. Der Teig sollte bröselig sein.
Nun die Eimasse zum Mehlgemisch hinzugeben und gut verkneten, bis ein homogener Teig entsteht.

Danach ein Backblech mit Backpapier auslegen. Mit einem Löffel Teigkugeln formen und auf das Backblech legen.
Die Brötchen für 10-15 Minuten bei 175°C backen.

Obstsalat mit Kefir

Zutaten für 4 Portionen:
4 Bananen
4 Äpfel
4 EL Leinsamen
200 ml Kefir, fettarm

Zubereitung:

Die Bananen schälen und in Scheiben schneiden. Nun die Äpfel schälen, die Kerne herauslösen und die Frucht kleinschneiden. Zusammen mit den Bananenscheiben in eine Schüssel geben und mit dem Kefir vermengen. Den Obstsalat zum Schluss mit den Leinsamen garnieren und genießen.

Magerquark mit Papaya

Zutaten für 4 Portionen:
2 Papaya
200 g Magerquark
2 EL gehackte Pistazien
4 TL Honig

Zubereitung:

Die Papaya von der Schale befreien, entkernen und in kleine Würfel schneiden. In einer Schüssel den Magerquark und den Honig gut vermengen. Die Papaya-Stücke und die gehackten Pistazien in den Magerquark einrühren.

Pancakes mit Bananen

Zutaten für 4 Portionen:

2 Bananen

2 Eigelb

50 g Vanille-Proteinpulver

2 EL Magerquark

2 EL Heidelbeeren

2 TL Öl

2 Prisen Zimt

Zubereitung:

Zunächst die Bananen schälen und mit einer Gabel zerdrücken. In einer Schüssel alle Zutaten zu einem cremigen Teig verquirlen. In einer Pfanne das Öl erhitzen und den Teig portionsweise von beiden Seiten goldgelb ausbacken. Die fertigen Pancakes mit den Heidelbeeren bestreuen und servieren.

Bananen-Joghurt

Zutaten für 4 Portionen:
4 Bananen
500 g Sojajoghurt
2 EL ungesüßter Kakao

Zubereitung:

Als erstes die Bananen schälen und mit den restlichen Zutaten in einem Mixer pürieren. Die Mischung in eine Schüssel geben und servieren.

Schinken-Eier-Muffins

Zutaten für 4 Portionen:
8 Eier
4 EL Kochsahne, fettarm, 7%
8 Scheiben Kochschinken
Salz und Pfeffer

Zubereitung:

Den Backofen auf 175°C vorheizen. Die Schinkenscheiben in vier Muffinförmchen legen, dann die Eier über dem Schinken aufschlagen und mit etwas Salz und Pfeffer würzen. Die Sahne über die Eier gießen und ca. 15-20 Minuten im Backofen backen. Anschließend noch warm genießen!

Eier-Käse-Wolken

Zutaten für 4 Portionen:
8 Eier
8 Scheiben gekochter Schinken
4 EL Parmesan, gerieben
2 EL Schnittlauch
Salz und Pfeffer

Zubereitung:

Den Backofen auf 200°C vorheizen und ein Backblech mit Backpapier auslegen. Die Eier trennen, ohne das Eigelb zu beschädigen. Das Eiweiß steif schlagen, den Schnittlauch in feine Röllchen schneiden, den Schinken kleinwürfeln. Alle Zutaten vorsichtig unter die Eischneemasse geben, auf dem Backblech kleine Wölkchen verteilen, mit einem Löffel eine kleine Mulde eindrücken und ca. 3 Minuten backen. Das Eigelb in die Mulde geben und weitere 3 Minuten im Backofen lassen. Mit Salz und Pfeffer würzen und servieren.

Apfel-Walnuss-Quark

Zutaten für 4 Portionen:
500 g Magerquark
100 g Walnüsse
65 g Erythrit
2 Äpfel

Zubereitung:

Die Äpfel schälen, das Kerngehäuse entfernen und in kleine Stücke schneiden. Im Anschluss die Walnüsse grob hacken. Den Quark mit dem Erythrit gut vermengen, Apfelstücke und gehackte Walnüsse untermengen und in kleine Schalen füllen.

Frischkäse-Omelett

Zutaten für 4 Portionen:
8 Eier
4 Scheiben gekochter Schinken
200 ml Milch, fettarm, 1,5%
1 Becher körniger Frischkäse
Öl
Salz und Pfeffer

Zubereitung:

Zuerst den Schinken in Streifen schneiden. Anschließend Eier, Schinken, Frischkäse und Milch in einer Schüssel gut vermengen. Mit Salz und Pfeffer abschmecken. In einer Pfanne etwas Öl erhitzen, die Omelett-Masse hineingeben, mit einem Teller abdecken, Herd ausschalten und das Omelett ziehen lassen bis die Masse gestockt ist.

Schoko-Rührei

Zutaten für 4 Portionen:
12 Eier
60 g Mandelmus
4 TL Erythrit
20 g Kokosöl
60 g Xucker Schokodrops
600 g Früchte nach Wahl

Zubereitung:

Zuerst die Eier in eine Schüssel schlagen, Erythrit und Mandelmus hinzugeben und verquirlen. Nun das Kokosöl in einer Pfanne erhitzen. Die Ei-Masse hineingeben und anbraten. Dabei immer wieder umrühren. Während das Ei stockt, die Schokodrops hinzufügen. In der Zwischenzeit die Früchte schälen und zusammen mit dem Rührei anrichten.

Grüner Birnen-Smoothie

Zutaten für 4 Portionen:
8 Birnen
600 ml Birnensaft
200 g Spinat
1 Bund Petersilie
2 Äpfel

Zubereitung:

Als erstes den Spinat und die Petersilie gründlich waschen. Die Birnen und die Äpfel waschen, entkernen und in grobe Stücke schneiden. Spinat, Petersilie, Äpfel und Birnen zusammen mit dem Birnensaft in den Mixer geben und pürieren. In Gläser füllen und genießen.

Blaubeer-Smoothie

Zutaten für 4 Portionen:
500 g Heidelbeeren
100 g Erdbeeren
600 ml Mandelmilch
2 TL Vanille-Extrakt

Zubereitung:

Zunächst Heidel- und Erdbeeren waschen. Die Erdbeeren halbieren. Anschließend die Beeren zusammen mit der Milch in den Mixer geben und mit dem Vanille-Extrakt süßen. Zum Schluss alles pürieren, in zwei Gläser füllen und genießen.

Erdbeer-Vanille-Marmelade

Zutaten für 10 Portionen
450 g Erdbeeren, TK aufgetaut
60 g Erythrit
4 Vanilleschoten
10 Blatt Gelatine

Zubereitung:

Zunächst die Erdbeeren zusammen mit dem Erythrit und dem Vanille-Stevia in einen Topf geben und auf hoher Stufe erhitzen. Gelegentlich mit einem Kochlöffel umrühren. Wenn die Erdbeermischung anfängt zu dampfen, den Herd auf die niedrigste Stufe stellen und für 15-20 Minuten kochen, dabei gelegentlich umrühren. Nach dieser Zeit die Gelatine hinzufügen und wiederum durchmengen. Danach noch ca. 2-3 Minuten köcheln lassen und ebenfalls umrühren. Vor dem Verzehr die Marmelade gut abkühlen lassen.

Snacks

Spargelröllchen

Zutaten für 4 Portionen:
800 g Spargel, weiß
8 Scheiben Kochschinken
2 TL Stevia
2 Stängel Dill
60 g Basilikum
Salz und Pfeffer

Zubereitung:

Zuerst den Spargel schälen. Nun etwas Wasser in einen Topf geben und Salz sowie Stevia hinzugeben. Das Wasser erhitzen und den Spargel hineingeben. Für 10-15 Minuten garen. Anschließend den Spargel aus dem Wasser nehmen, den Kochschinken auf ein Brett legen. Den Spargel auf jeweils eine Scheibe Schinken legen und mit Dill bestreuen und zusammenrollen. Die Spargelröllchen auf Tellern anrichten und mit Basilikum garnieren.

Birne im Schinkenmantel

Zutaten für 4 Portionen:
1 EL Thymian
2 EL Honig
5 EL Olivenöl
Salz und Pfeffer
2 Birnen
12 Scheiben Prosciutto
60 g Parmesan
1 EL Petersilie
1 EL Basilikum

Zubereitung:

Als erstes den Thymian zusammen mit Honig, Öl und Salz in eine Schüssel geben und gut vermischen. Danach die Birne waschen, entkernen und in Streifen schneiden. Die Birnenscheiben in die Marinade legen und kurz einwirken lassen. Nun die Birnenscheiben mit dem Prosciutto ummanteln, mit dem Parmesan, den Kräutern und dem Pfeffer würzen.

Zucchinibällchen

Zutaten für 4 Portionen:
900 g Zucchini
4 Eier
3 EL Mandelmehl
120 g Käse, gerieben
2 EL Öl
Salz und Pfeffer

Zubereitung:

Zunächst die Zucchini waschen, die Enden abschneiden und diese über einer Reibe fein raspeln. Die Zucchini mit Salz abschmecken. Anschließend für 30 Minuten durchziehen lassen. Währenddessen den Käse in eine Schüssel geben und zusammen mit Eiern und Mandelmehl verrühren. Nun die Zucchini ausdrücken und zum Teig geben. Alles gut vermischen. Mit Salz abschmecken und aus dem Teig kleine Bällchen formen. Öl in einer Pfanne erhitzen und die Zucchinibällchen darin von alles Seiten gut anbraten.

Gefüllte Champignons

Zutaten für 4 Portionen:
12 Champignons
125 g Mozzarella
2 Tomaten
2 EL Olivenöl
Basilikum
Oregano
Salz

Zubereitung:

Zuerst werden die Champignons ordentlich geputzt und der Strunk entfernt. Anschließend mit Olivenöl bestreichen und die Tomaten waschen und kleinschneiden. Den Mozzarella trockentupfen und ebenfalls kleinschneiden. Basilikum und Oregano fein hacken. Danach Mozzarella, Tomaten, Salz, Basilikum und Oregano in eine Schüssel geben und alles vermengen. Die Masse in die Champignons füllen und für 10 Min. in einer Pfanne braten.

Auberginen-Sandwich

Zutaten für 4 Portionen:
2 Auberginen
2 Tomaten
4 Scheiben gekochter Schinken
4 Scheiben Bergkäse
1 Gurke
Salz
Öl

Zubereitung:

Den Backofen zunächst auf 250°C vorheizen. Die Auberginen waschen und der Länge nach in jeweils vier Scheiben schneiden, mit Salz bestreuen und ca. 10 Minuten einweichen lassen. Im Anschluss die Auberginen trockentupfen und mit Öl einpinseln, auf ein Grillrost legen und ca. 15 Minuten backen. Den Schinken, Käse, Tomate und Gurke auf je eine Scheibe Aubergine geben und servieren.

Spiegeleier auf Ziegenfrischkäse

Zutaten für 4 Portionen:
8 Eier
2 Rollen Ziegenfrischkäse
4 Tomaten
2 TL Schnittlauch
Salz und Pfeffer
Öl zum Einfetten

Zubereitung:

Den Backofen auf 180°C Ober-/ Unterhitze vorheizen und kleine Gratin Förmchen einfetten. Die Tomaten waschen und mit dem Ziegenfrischkäse in kleine Stücke schneiden. Beides gut vermengen und mit Salz, Pfeffer und Kräutern nach Belieben abschmecken und in die Förmchen verteilen.
Je ein Ei auf die Förmchen geben und mit Salz und Pfeffer bestreuen. Die Förmchen auf ein Backrost stellen und ca. 15 Minuten backen.

Müsliriegel

Zutaten für 4 Portionen:
60 g Haferflocken
30 g Weizenkleie
2 EL Haselnüsse
4 Datteln
4 getrocknete Aprikosen
2 EL Kokosflocken
1 EL Kokosöl
2 TL Agavendicksaft
2 Prise Zimt
2 Prise Salz

Zubereitung:

Alle Zutaten in den Mixer geben und grob pürieren. Ein Backblech mit Backpapier auslegen und die Masse darauf verteilen, kaltstellen und fest werden lassen. Zum Schluss in Riegel schneiden und trocken aufbewahren.

Chips

Zutaten für 4 Portionen:
2 Kartoffel
2 Violetta-Kartoffel
160 g Süßkartoffeln
2 EL Apfelessig
2 EL Walnussöl
2 TL Rosmarin, frisch
Salz und Pfeffer

Zubereitung:

Zuerst die Kartoffeln schälen, in dünne Scheiben schneiden und in eine Schüssel legen. Den Rosmarin waschen, trocken tupfen und hacken. Aus Apfelessig, Walnussöl, Rosmarin, Salz und Pfeffer eine Marinade herstellen und mit den Kartoffeln vermengen.
Ein Backblech mit Backpapier auslegen und die Kartoffeln darauf verteilen. Bei 190 °C für 25 Minuten backen.

Nuss-Snack

Zutaten für 4 Portionen:
50 g Erdnüsse
50 g Cashewkerne
1 EL Kokosöl
1 TL Kokosblütenzucker
½ TL Ingwer
Salz

Zubereitung:

Zunächst das Öl in einer Pfanne erhitzen und Erdnüsse und Cashews darin anrösten. Den Ingwer schälen und fein reiben. Den Nuss-Snack mit Zucker, Ingwer und Salz abschmecken. Vor dem Servieren abkühlen lassen.

Hauptspeisen

Crêpes

Zutaten für 4 Portionen:
120 g Frischkäse, fettarm
4 Eier
1 TL Zimt
2 TL Ahornsirup
2 TL Butter
300 g Früchte nach Wahl

Zubereitung:

Zuerst den Frischkäse in eine Rührschüssel geben. Die Eier hinzugeben und beides gut miteinander vermengen. Anschließend den Sirup hinzugeben und diesen untermischen. Mit Zimt würzen.

Nun ein Stück Butter in eine Pfanne geben und schmelzen lassen. So viel Teig in die Pfanne geben, dass der Boden bedeckt ist. Den Crêpe von beiden Seiten ca. 1-2 Minuten fertig braten.
Die Früchte waschen und ggfls. in Stücke schneiden. Den Crêpe zusammen mit den Früchten auf Tellern anrichten.

Blumenkohlreis

Zutaten für 4 Portionen:
1 Blumenkohl
Salz, nach Bedarf

Zubereitung:

Zunächst den Blumenkohl zerteilen und mit der Reibe in kleine Stücke hobeln. Die Blumenkohlstücke in eine mikrowellengeeignete Schüssel geben, abdecken und in der Mikrowelle ca. 3 Minuten garen. Zum Schluss den Blumenkohl mit Salz abschmecken und zusammen mit Fleisch oder Fisch genießen.

Blumenkohlpüree

Zutaten für 4 Portionen:
1 Blumenkohl
1 TL Butter
Salz, nach Bedarf

Zubereitung:

Als erstes den Blumenkohl kleinschneiden und in einem Topf kochen, bis er bissfest ist. Anschließend mit einem Pürierstab pürieren. Butter und Salz hinzugeben und vermischen. Dazu eine Beilage, zum Bespiel gebratenes Hähnchenfilet, servieren.

Hähnchenbrust mit Brokkoli in Pilzsauce

Zutaten für 4 Portionen:
500 g Hähnchenbrust
500 g Brokkoli
2 TL Butter
100 g Champignons
400 g Creme fraiche
Salz und Pfeffer

Zubereitung:
Zuerst den Brokkoli in Röschen schneiden und in einem Topf bissfest kochen. Währenddessen die Pilze putzen und in Scheiben schneiden. Die Knoblauchzehe schälen und fein hacken. Butter in eine Pfanne geben. Die Hähnchenbrust hineingeben und mit Salz und Pfeffer würzen. Alles so lange anbraten, bis die Hähnchenbrust braun gebraten ist.

Anschließend aus der Pfanne nehmen und beiseitestellen. Im Anschluss die Pilze in die Butter geben und ebenfalls braun anbraten. Danach die Creme fraiche unterrühren. Die Hähnchenbrust zu den Pilzen geben und erneut erwärmen. Zum Schluss den Brokkoli kurz hinzugeben, auf Tellern anrichten und servieren.

Lachs mit Spinat-Käse-Haube

Zutaten für 4 Portionen:
4 Lachsfilets à 180 g
160 g Frischkäse, fettarm
230 g Schafskäse, zerbröselt
100 g frischer Spinat
2 TL Olivenöl

Zubereitung:

Zunächst den Spinat putzen und zusammen mit Frisch- und Schafskäse vermischen. Die Spinat-Käsemischung auf den Lachsfilets verteilen und die Seiten mit Öl bestreichen. Für 20 Minuten bei 180° C backen.

Hamburger

Zutaten für 4 Portionen:
500 g Rinderhack
2 EL frischer Thymian, gehackt
Salz und Pfeffer
2 EL Olivenöl
4 Eier
100 g Frischkäse
½ TL Backpulver

Zubereitung:

Als erstes drei Eier trennen, die drei Eiweiß in ein hohes Gefäß geben und steif schlagen. Die drei Eigelb zusammen mit Frischkäse und Backpulver in eine Schüssel geben und zu einer homogenen Masse vermischen. Anschließend den Eischnee unter die Ei-Frischkäse-Masse heben und jeweils einen Esslöffel des Teiges auf ein mit Backpapier ausgelegtes Backblech legen. Für 25 Minuten bei 150°C fertig backen.

Nun das Hackfleisch in eine Schüssel geben. Das Ei, den Thymian, Salz und Pfeffer hinzufügen. Gut vermischen und mit feuchten Händen vier Patties formen. Anschließend das Öl in einer Pfanne erhitzen, die Patties hineinlegen und von beiden Seiten 4-5 Minuten anbraten.

Zum Schluss die Burger Brötchen aufschneiden, einen Pattie auflegen und nach Belieben belegen.

Schinken-Mozzarella-Omelett

Zutaten für 4 Portionen:
160 g Kirschtomaten
150 g Büffelmozzarella
12 Eier
2 EL Olivenöl
2 EL Butter
12 Salbeiblätter
8 Scheiben Parmaschinken
Salz

Zubereitung:

Zunächst die Tomaten waschen und halbieren. Den Mozzarella abtrocknen und in Stücke schneiden. Nun die Eier in eine Schüssel geben und mit Salz und Pfeffer würzen. Anschließend gut verquirlen. Danach das Öl und die Butter zusammen in einer Pfanne erhitzen und den Salbei darin anbraten. Den Salbei aus der Pfanne nehmen und das Ei in das Fett geben. Bei niedriger Hitze stocken lassen. Mit Tomaten, Mozzarella, Schinken und Salbei belegen und zuklappen.

Zucchinipfanne mit Lachs

Zutaten für 4 Portionen:
800 g Zucchini
640 g Lachsfilet
4 EL Öl
300 g Kräuterfrischkäse, fettarm
150 ml Milch
Salz und Pfeffer

Zubereitung:
Als erstes die Zucchini waschen und in Scheiben schneiden. 2 EL Olivenöl in einer Pfanne erhitzen und die Zucchini darin anbraten. Währenddessen den Lachs waschen, mit Salz und Pfeffer würzen und in 12 gleichgroße Stücke schneiden.
In einer zweiten Pfanne 2 EL Öl erhitzen und den Fisch darin anbraten. Anschließend den Fisch auf die Zucchinimischung legen und 200 g Frischkäse als Haube darauf verteilen. Den restlichen Frischkäse zusammen mit der Milch verrühren und über den Fisch gießen. In 5 Minuten fertigkochen. Auf Tellern anrichten und servieren.

Zucchini-Möhren-Pasta

Zutaten für 4 Portionen:
500 g Möhren
4 Zucchini
80 g Parmesan
400 g Kirschtomaten
1 EL Olivenöl
Salz und Pfeffer
Etwas Basilikum

Zubereitung:
Zunächst die Möhren und die Zucchini schälen und entweder mit einem Spar- oder einem Spiralschneider zu Nudeln verarbeiten. Anschließend die Tomaten waschen und halbieren. Den Parmesan fein reiben.

Öl in einer Pfanne erhitzen und die Möhren darin anbraten. Die Zucchini nach zwei Minuten hinzufügen und drei Minuten lang anbraten. Nun die Tomaten hinzufügen und mit Salz und Pfeffer abschmecken. Zum Schluss das Basilikum putzen und fein hacken. Die Nudeln mit der Sauce auf Tellern anrichten, mit dem Basilikum sowie dem Parmesan garnieren.

Gebratener Kabeljau

Zutaten für 4 Portionen:
500 g Kabeljaufilet
400 g Cherry-Tomaten
1 EL Olivenöl
Etwas Basilikum
Salz und Pfeffer

Zubereitung:

Zuerst die Tomaten, den Basilikum und den Fisch waschen. Die Tomaten halbieren und das Basilikum fein hacken. Öl in einer Pfanne erhitzen und den Fisch darin anbraten. Mit Salz und Pfeffer würzen. Anschließend Tomaten und Basilikum in die Pfanne geben und mitbraten. Alles auf einem Teller anrichten, mit dem Zitronensaft beträufeln und servieren.

Lachsfilet auf grünem Spargel

Zutaten für 4 Portionen:
4 Lachsfilet
1 Prise Xylit
500 g Spargel, grün
Etwas Kresse
Salz und Pfeffer

Zubereitung:

Zunächst den Spargel schälen und mit Salz und einer Prise Xylit abschmecken, den Fisch waschen und mit Salz und Pfeffer würzen. Beides in einen Dampfgarer legen, den Spargel dabei in den unteren und den Fisch in den oberen Teil. Bei 100°C garen.
Den Spargel nach 12 Minuten entnehmen, den Lachs nach 15 Minuten. Währenddessen die Kresse zupfen. Lachs und Spargel auf einem Teller anrichten, mit der Kresse bestreuen und servieren.

Zucchinispaghetti

Zutaten für 4 Portionen:
4 Zucchini
1 EL Öl
2 EL Petersilie, gehackt
Salz und Pfeffer

Zubereitung:

Zuerst die Zucchinis waschen, die Enden abschneiden und die Zucchini mit einem Spiralschneider zu Spaghetti verarbeiten. Die Limetten halbieren, auspressen und den Saft auffangen.
Nun das Öl in einen Topf geben, erhitzen und die Spaghetti darin für 3-5 Minuten andünsten. Zum Schluss mit Salz, Pfeffer und Petersilie abschmecken und servieren.

Glasiertes Lachsfilet

Zutaten für 4 Portionen:
4 Lachsfilets
4 EL Honig
3 EL Butter
Salz und Pfeffer

Zubereitung:

Zuerst den Lachs waschen und mit Salz und Pfeffer würzen. Butter in einer Pfanne erhitzen und den Fisch darin zuerst auf der Haut anbraten und anschließend umdrehen. Zum Schluss mit Honig einpinseln und nochmals kurz auf jeder Seite anbraten.

Mandelhähnchen

Zutaten für 4 Portionen:
4 Hähnchenbrustfilets
3 EL Mandeln
100 g Mandelmehl
1 Ei
Salz
1 EL Öl

Zubereitung:

Zunächst das Ei in einen tiefen Teller schlagen und verquirlen. Das Mehl in einen zweiten tiefen Teller geben. Die Mandeln in einen dritten. Das Fleisch waschen, salzen und zuerst im Mehl, dann im Ei und zum Schluss in den Mandeln wenden. Öl in eine Pfanne geben und das Fleisch darin knusprig braten.

Gebackenes Hähnchenfilet

Zutaten für 4 Portionen:
680 g Hähnchenbrust
520 g Zucchini
4 Tomaten
8 Artischockenherzen
250 ml Hühnerbrühe
2 TL Öl
1 Prise Salz und Pfeffer

Zubereitung:

Die Zucchini waschen, längs halbieren und mit Salz bestreuen. Anschließend die Artischockenherzen vierteln und die Tomaten würfeln. Danach Zucchinistreifen auf eine mit Öl bestrichene Alufolie legen, die gewaschene und trocken getupfte Hähnchenbrust darauflegen und mit Salz und Pfeffer würzen.

Die Tomaten und die Artischockenherzen mit in der Alufolie verteilen und nach Belieben nochmals würzen. Nun noch die Hühnerbrühe in die Alufolienpäckchen geben und verschließen.
Die Päckchen ca. 20 Minuten im vorgeheizten Backofen bei 220° C backen.

Omelett mit Ziegenkäse

Zutaten für 4 Portionen:
8 Eier
400 g Ziegenfrischkäse
2 EL Butter
2 EL Basilikum, getrocknet
Salz und Pfeffer

Zubereitung:

Die Eier als erstes in einer Schüssel aufschlagen und mit Salz, Pfeffer und dem Basilikum gut verquirlen. Den Ziegenkäse fein würfeln und unter die Eimasse geben. In einer Pfanne 1 EL Butter erhitzen und die Eimasse zur Hälfte hineinfüllen.

Das Omelett bei geringer Wärmezufuhr stocken lassen. Aus der Pfanne nehmen und einmal zusammenklappen. Mit der restlichen Eimasse genauso verfahren. Die fertigen Omeletts mit etwas Basilikum bestreuen und genießen.

Pizzarolle

Zutaten für 4 Portionen:
120 g Magerquark
240 g geriebener Käse
3 Eier
3 EL passierte Tomaten
Belag nach Wahl, z.B. 3 Scheiben Kochschinken

Zubereitung:

Zuerst den Quark, die Eier und 120 g des geriebenen Käses in einer Schüssel gut miteinander vermengen. Anschließend Backofen auf 170°C vorheizen. Entweder ein Backblech einfetten oder mit Backpapier auslegen.

Danach den Teig auf dem Backblech gleichmäßig verteilen und ca. 10 Minuten in den Backofen geben. Den Pizzaboden nach Wahl belegen, mit dem restlichen Käse bestreuen und im Backofen garen, bis der Käse goldbraun ist. Etwas abkühlen lassen und vorsichtig einrollen.

Gemüsepfanne

Zutaten für 4 Portionen:
4 Zucchini
4 Möhren
2 Eier
2 EL Butter
4 EL Mais
Salz und Pfeffer

Zubereitung:

Die Zucchini waschen und vierteln. Die Möhren waschen und grob raspeln. Im Anschluss die Butter in einer Pfanne erhitzen, das Gemüse darin anbraten, das Ei darüber schlagen und vermengen. Alles mit Salz und Pfeffer abschmecken und servieren.

Flammkuchenbrötchen

Zutaten für 4 Portionen:
4 Eiweißbrötchen
150 g Schinkenwürfel
100 g geriebener Käse
6 EL Joghurt, fettarm, 1,5%
Salz und Pfeffer

Zubereitung:

Zunächst wird der Backofen auf 200° C vorgeheizt. Den Joghurt in ein Schälchen geben und mit den Gewürzen abschmecken. Die Schinkenwürfel sowie den Käse hinzugeben und gut verrühren.
Anschließend die Brötchen aufschneiden und die Masse auf den Hälften darauf verteilen. Die bestrichenen Brötchen für ca. 10 Minuten in den Backofen geben.

Pesto-Blechkuchen

Zutaten für 6 Portionen:
150 g geriebener Käse
150 g Magerquark
150 g Basilikum-Pesto
1 Ei

Zubereitung:

Als erstes Quark, Käse, Ei und Basilikum-Pesto in eine Schüssel geben und verrühren. Den Backofen auf 200°C vorheizen und ein Backblech mit Backpapier auslegen. Die Quarkmasse auf dem Backblech verteilen, glattstreichen und für ca. 20 Minuten backen. Das Backblech etwas abkühlen lassen und den Kuchen in gleichgroße Stücke schneiden.

Spinat-Shrimps-Muffins

Zutaten für 4 Portionen:
4 Eier
90 g Rahmspinat
80 g geriebener Käse
50 g Shrimps
10 g Parmesan
Salz und Pfeffer

Zubereitung:

Als erstes den Backofen auf 200°C vorheizen. Anschließend den bereits aufgetauten Spinat in eine Schüssel geben und zusammen mit den Eiern, dem Käse und den Gewürzen vermengen. Die Masse in kleine Backofenförmchen füllen, Shrimps darauf verteilen und mit Parmesan bestreuen. Die Muffins für ca. 30 Minuten in den Backofen geben und backen.

Blumenkohl mit Schinken

Zutaten für 4 Portionen:
1 Blumenkohl
12 Scheiben Kochschinken
Salz und Pfeffer

Zubereitung:

Zunächst den Blumenkohl waschen und in Röschen teilen. Den Schinken in einer Pfanne anbraten. Anschließend zur Seite stellen. Nun den Blumenkohl zusammen mit dem Kochschinken in die Pfanne geben und für 5 Minuten ebenfalls anbraten. Der Blumenkohl sollte leicht braun sein. Mit Salz und Pfeffer würzen. Den Blumenkohl auf Tellern anrichten.

Gefüllte Hähnchenbrust

Zutaten für 4 Portionen:
800 g Hähnchenbrustfilet
4 EL Frischkäse
60 g Parmesan
4 EL Pesto
1 EL Kokosöl
Salz und Pfeffer

Zubereitung:

Zunächst die Hähnchenbrust waschen, mit einem Tuch trockentupfen. Anschließend mit Salz und Pfeffer würzen und mit einem Messer der Länge nach einschneiden.
Den Frischkäse zusammen mit dem Pesto und dem Parmesan vermengen und die Masse in die Tasche des Filets füllen. Die Öffnung mit Zahnstochern verschließen. Öl in einer Pfanne erhitzen und das Hähnchenbrustfilet darin von beiden Seiten anbraten.
Als Beilage können Salzkartoffeln gereicht werden.

Schinken-Brokkoli-Pfanne

Zutaten für 4 Portionen:
2 Brokkoli
225 g Kochschinken
75 g Parmesan, gerieben
60 ml Hühnerbrühe
1 EL Öl
Salz und Pfeffer

Zubereitung:

Als erstes den Brokkoli waschen und in Röschen teilen. Den Schinken in Würfel schneiden. Öl in einer Pfanne erhitzen und den Schinken darin anrösten.
Den Brokkoli hinzugeben und kurz mitbraten. Mit der Hühnerbrühe ablöschen und mit Salz und Pfeffer abschmecken. Auf Tellern anrichten und mit dem Parmesan garnieren.

Gefüllte Zucchini

Zutaten für 4 Portionen:
4 Zucchini
300 g Thunfisch
400 g Tomaten
140 g Cheddar, gerieben
Salz und Pfeffer

Zubereitung:

Als erstes die Zucchinis waschen, die Enden abschneiden und der Länge nach halbieren. Mit einem Löffel die Zucchinis aushöhlen und mit Salz und Pfeffer würzen. Die Tomaten waschen und in Würfel schneiden. Thunfisch zusammen mit den Tomaten vermengen und diese Mischung in die Zucchinis füllen. Mit dem Käse bestreuen und für 20 Minuten bei 180° C backen.

Thunfisch-Steak mit Pancakes

Zutaten für 4 Portionen:

600 g Thunfisch-Steak
4 EL Möhre, fein geraspelt
4 Eier
8 EL Schmand
8 EL Mandelmehl
2 TL Dill, gehackt
2 TL Butter
Salz und Pfeffer

Zubereitung:

Zunächst das Thunfisch-Steak waschen, trockentupfen und mit Salz und Pfeffer einreiben. Den Fisch in einer Grillpfanne auf beiden Seiten kurz anbraten. Für den Pancakes-Teig die Eier in eine Schüssel schlagen und mit Schmand und Mandelmehl vermischen. Möhren und Dill in den Teig geben und mit Salz und Pfeffer abschmecken. Butter in einer Pfanne erhitzen und den Teig hineingeben. Von beiden Seiten goldgelb ausbacken. Den Pancake zusammen mit dem Thunfisch-Steak auf einem Teller anrichten und genießen.

Blumenkohl-Pizza

Zutaten für 4 Portionen:
1 Blumenkohl
1 Ei
200 g Mozzarella, gerieben
30 g Parmesan, gerieben
½ EL italienische Kräuter
Frisches Basilikum

Zubereitung:

Als erstes den Blumenkohl waschen und fein reiben. Diesen mit der Hälfte des Mozzarellas, dem Parmesan, dem Ei und den Kräutern in einer Schüssel vermengen. Ein Backblech mit Backpapier auslegen und den Blumenkohlboden darauf verteilen. Für 10 Minuten bei 180° C backen. Anschließend den restlichen Mozzarella über die Pizza streuen und für weiter 10 Minuten fertig backen. Zum Schluss mit etwas Basilikum belegen und servieren.

Nudeln mit Spinatsauce

Zutaten für 4 Portionen:
500 g Nudeln
600 g Blattspinat
200 g Cashewkerne
1 EL Olivenöl
400 ml Gemüsebrühe
2 Prise Paprikapulver
Salz und Pfeffer

Zubereitung:

Zunächst die Cashewkerne in den Mixer geben und mahlen. Wasser mit etwas Salz in einem Topf zum Kochen bringen und die Nudeln darin nach Packungsanweisung garen. Währenddessen den Knoblauch schälen und fein hacken. Den Blattspinat gut putzen. Anschließend das Öl in einer Pfanne erhitzen und den Knoblauch darin anrösten.
Den Blattspinat hinzugeben und kurz mitbraten. Mit der Gemüsebrühe ablöschen und einkochen lassen. Die gekochten Nudeln abgießen. Cashewkerne sowie Nudeln in die Pfanne geben und mit den Gewürzen abschmecken. Auf Tellern anrichten und genießen!

Kürbis-Spinat-Pfanne mit Reis

Zutaten für 4 Portionen:
500 g Hokkaidokürbis
300 g Blattspinat
400 g Reis
200 ml Gemüsebrühe
1 EL Kürbiskernöl
Salz und Pfeffer

Zubereitung:

Als erstes den Reis in einen Topf mit leicht gesalzenem Wasser geben und nach Packungsanweisung kochen. Den Blattspinat gut putzen. Den Kürbis schälen, entkernen und würfeln. Kürbiskernöl in einer Pfanne erhitzen und den Kürbis darin anbraten.
Alles mit der Gemüsebrühe ablöschen und den Blattspinat hinzugeben. Für 10 Minuten köcheln lassen und mit Salz und Pfeffer abschmecken. Die Kürbis-Spinat-Pfanne mit dem Reis anrichten.

Gebratener Kürbis

Zutaten für 4 Portionen:

400 g Hokkaidokürbis
8 Champignons
120 g Räuchertofu
4 Blätter Salbei
200 g Reis
1 Msp. Ingwer
1 TL Estragon, frisch
Salz und Pfeffer

Zubereitung:

Zuerst den Reis nach Packungsanweisung kochen. Währenddessen den Kürbis waschen und in Würfel schneiden. Den Estragon waschen und hacken. Den Ingwer schälen und fein reiben. Die Champignons putzen und in Scheiben schneiden.

Nun das Öl in einer Pfanne erhitzen und den Kürbis zusammen mit Champignons und Ingwer darin anbraten. Den Tofu in Würfel schneiden und ebenfalls in die Pfanne geben. Nun Estragon, Salbei und Reis hinzugeben. Die Temperatur verringern, alles für 5 Minuten durchziehen lassen mit Salz und Pfeffer abschmecken.

Kartoffel-Pilz-Ragout

Zutaten für 4 Portionen:
4 Kartoffeln
60 g Pilze
120 ml Weißwein
200 ml Gemüsebrühe
200 ml Sojasahne
1 EL Öl
2 TL Majoran
2 EL Petersilie, frisch
Salz und Pfeffer

Zubereitung:

Zunächst die Kartoffeln schälen und in Würfel schneiden. Die Pilze putzen und in Scheiben schneiden. Anschließend Öl in einer Pfanne erhitzen und Kartoffeln und Pilze darin anbraten. Mit der Brühe ablöschen und den Weißwein hinzugeben. Alles mit Salz, Pfeffer und Majoran abschmecken und für 8 Minuten kochen lassen. Währenddessen die Petersilie waschen und hacken. Zum Schluss das Ragout mit Sahne und Petersilie verfeinern.

Reibekuchen mit Apfelmus

Zutaten für 4 Portionen:
4800 g Kartoffeln
80 ml Apfelsaft
4 TL Maismehl
4 Äpfel
4 Msp. Vanillezucker
4 Msp. Lebkuchengewürz
4 TL Ahornsirup
2 EL Öl

Zubereitung:

Zunächst die Hälfte der Kartoffeln schälen, halbieren und in 10–15 Minuten garkochen. Währenddessen die Äpfel schälen, entkernen und in Stücke schneiden. Apfelsaft in einen Topf geben und die Apfelstücke darin für acht Minuten kochen. Lebkuchengewürz und Ahornsirup hinzugeben und alles pürieren. Die restlichen Kartoffeln schälen und zusammen mit den gekochten Kartoffeln fein reiben. Maismehl und Vanillezucker hinzugeben und den Teig zu Puffern formen. Öl in einer Pfanne erhitzen und die Reibekuchen darin beidseitig für jeweils drei Minuten knusprig ausbacken. Das Apfelmus zusammen mit den fertigen Reibekuchen servieren.

Herzhafter Kaiserschmarrn

Zutaten für 4 Portionen:
440 g Mehl
600 ml Hafermilch
4 Zucchini
4 EL Dill, frisch
4 TL Backpulver
4 Msp. Ingwer
Salz und Pfeffer
1 EL Öl

Zubereitung:

Als erstes die Zucchinis waschen und fein raspeln. Den Dill waschen und hacken. Den Ingwer schälen und fein reiben. Die Zucchinis mit Mehl, Hafermilch, Dill, Backpulver, Ingwer, Salz und Pfeffer verrühren. Öl in einer Pfanne erhitzen und den Teig hineingeben. Von beiden Seiten ausbacken und mit zwei Holzlöffeln zupfen.

Salate

Thunfisch-Tomaten-Salat

Zutaten für 4 Portionen:
2 Dosen Thunfisch im eigenen Saft
250 g Tomaten
100 g Mais
2 EL Öl
4 EL Essig
Etwas Salz

Zubereitung:

Zunächst die Tomaten waschen und in Stücke schneiden. Anschließend Mais und Thunfisch abtropfen lassen und mit den Tomaten vermischen. Öl, Essig und Salz in ein Rührgefäß geben und vermengen. Das Dressing mit dem Salat vermischen und servieren.

Apfel-Avocado-Salat mit Rosinen und Nüssen

Zutaten für 4 Portionen:
2 Äpfel, rot
2 Avocados
2 EL Rosinen
2 EL Nüsse, gehackt
4 EL Mayonnaise, Balance
Salz und Pfeffer
2 TL Petersilie

Zubereitung:

Zunächst die Äpfel waschen, entkernen und in Scheiben schneiden. Die Avocados halbieren, die Kerne entfernen und das Fruchtfleisch aus der Schale lösen. Im Anschluss Apfelscheiben mit Rosinen und Nüssen in eine Schüssel geben und die Mayonnaise einrühren.

Das Avocadofruchtfleisch zum Salat hinzufügen und mit Salz, Pfeffer und Petersilie abschmecken. Auf Tellern anrichten und bei Bedarf mit gehackten Nüssen bestreuen.

Erdbeer-Zucchini-Salat

Zutaten für 4 Portionen:
200 g Erdbeeren
2 Zucchini
1 Bund Kerbel
6 EL Cidre
6 EL Olivenöl
Salz und Pfeffer

Zubereitung:

Zuerst die Zucchini waschen und in Scheiben schneiden. Die Erdbeeren waschen, den Strunk entfernen und ebenfalls in Scheiben schneiden. Wasser in einen Topf geben, etwas Salz hinzugeben und zum Kochen bringen. Die Zucchinischeiben darin für eine Minute kochen und anschließend kalt abschrecken.

Zucchini- und Erdbeerscheiben auf einem Teller drapieren. Aus Cidre, Öl, Salz und Pfeffer ein Dressing erstellen und Zucchini und Erdbeeren damit beträufeln. Den Kerbel waschen, fein hacken und über den Salat streuen.

Erdbeer-Wildkräuter-Salat

Zutaten für 4 Portionen:
100 g Wildkräuter
80 g Erdbeeren
40 g Löwenzahn
6 EL Öl
3 EL Apfelessig
1 Prise Salz und Pfeffer

Zubereitung:

Die Kräuter zuerst waschen und klein schneiden. Die Erdbeeren waschen, das Grün entfernen und halbieren.
Die Hälfte der Erdbeeren mit Öl und Essig pürieren und mit Salz und Pfeffer abschmecken. Die Kräuter auf zwei Teller geben, 1 EL der Erdbeersoße darüber geben und mit den restlichen Erdbeeren garnieren.

Champignon-Salat

Zutaten für 4 Portionen:
500 g Champignons
3 EL Olivenöl
2 EL frische Kräuter, gehackt
Salz und Pfeffer

Zubereitung:

Zunächst die Champignons putzen und in Scheiben schneiden. Aus Olivenöl, Salz und Pfeffer ein Dressing herstellen und über die Champignons geben. Den Salat anschließend mit den Kräutern garnieren und servieren.

Rucola-Salat mit Erdbeeren

Zutaten für 4 Portionen:
100 g Rucola
400 g Erdbeeren
12 Blätter Basilikum
2 EL Apfelessig, naturtrüb
2 EL Traubenkernöl
1 Prise Xylit
Salz und Pfeffer

Zubereitung:

Die Erdbeeren gut waschen, den Stiel entfernen und in Scheiben schneiden. Nun die groben Stiele des Rucola entfernen und den Rest gut waschen und trockenschleudern.
Aus Apfelessig, Xucker, Traubenkernöl, Salz und Pfeffer ein Dressing anrühren. Rucola und Erdbeeren zusammen mit dem Basilikum in einer Schüssel anrichten und mit dem Dressing vermengen.

Blumenkohlsalat

Zutaten für 4 Portionen:
2 Blumenkohl
100 g Tomate
100 g Gurke
4 EL Cashewkerne
2 EL Petersilie, frisch
2 EL Minze, frisch
2 EL Olivenöl
Salz und Pfeffer

Zubereitung:

Zunächst die Tomaten waschen und in Stücke schneiden. Die Gurke schälen und würfeln. Die Kräuter putzen und hacken. Den Blumenkohl waschen und fein reiben. Alle Zutaten in eine Schüssel geben und gut vermischen.

Tomatensalat mit Tofu

Zutaten für 4 Portionen:
6 Tomaten
200 g Seidentofu
120 ml Hafer-Cuisine (Hafersahne)
1 EL Olivenöl
4 TL Balsamicoessig
2 EL Kräuter der Provence
2 TL Agar-Agar
½ TL Salz
½ TL Zitronensaft

Zubereitung:
Zunächst Hafer-Cuisine, Zitronensaft, Agar-Agar und Gewürze in den Mixer geben und gut vermischen. Diese Mischung in einen Topf umfüllen und kurz aufkochen lassen. Dabei ständig rühren, damit nichts ansetzt.

Anschließend das Dressing nochmals mixen und 20 Minuten in den Kühlschrank stellen. Währenddessen den Tofu in Scheiben schneiden und die Tomaten waschen, halbieren und ebenfalls in Scheiben schneiden. Das Olivenöl mit Balsamico und den Kräutern vermischen. Zum Schluss den Tofu mit den Tomaten anrichten und mit den beiden Dressings beträufeln.

Reissalat

Zutaten für 4 Portionen:
300 g Reis
120 g grüne Bohnen
2 kl. Dose Kidneybohnen
2 Mango
2 Bund Petersilie
4 Kardamomkapseln
Salz

Zubereitung:

Zuerst die grünen Bohnen waschen, klein schneiden und in einem Topf mit Wasser bissfest garen. In der Zwischenzeit den Reis in einen zweiten Topf nach Packungsanweisung kochen. Währenddessen die Mango schälen und klein schneiden.

Die Petersilie waschen und kleinhacken. Die Kidneybohnen gründlich waschen. Kardamom aus der Kapsel holen und fein mörsern. Alles gut vermengen. Reis und Bohnen zu den restlichen Zutaten in die Schüssel geben.

Kartoffel-Brokkoli-Salat

Zutaten für 4 Portionen:
600 g Brokkoli
1280 g Kartoffeln, festkochend
4 TL veganer Kräuterfrischkäse
8 EL Weißweinessig
4 TL Weizenkeimöl
4 EL veganer Sauerrahm
Salz und Pfeffer

Zubereitung:

Zunächst den Brokkoli waschen, in Röschen teilen und in einem Topf mit gesalzenem Wasser ca. 5 Minuten bissfest garen. Die Kartoffeln ebenfalls in 15–20 Minuten garkochen. Anschließend pellen und in Scheiben schneiden. Aus Essig, Öl, Sauerrahm, Frischkäse, Salz und Pfeffer ein Dressing herstellen und über Brokkoli und Kartoffeln geben.

Suppen

Zucchini-Käse-Suppe

Zutaten für 4 Portionen:
2 Zucchini
1 Becher Creme fraiche
50 g Emmentaler, gerieben
1 Schuss Weißwein
Salz und Pfeffer
1 Würfel Gemüsebrühe
500 ml Wasser
1 Prise Muskat

Zubereitung:

Zunächst die Zucchini schälen und in Würfel schneiden. Wasser in einem Topf zum Kochen bringen und die Zucchini darin garen. Anschließend die Zucchini mit dem Wasser zusammen pürieren und Creme fraiche, Emmentaler sowie Weißwein hinzufügen.
Mit Salz, Pfeffer, Muskat und Brühwürfel würzen und für 10 Minuten auf mittlerer Stufe kochen lassen.

Avocado-Garnelen-Suppe

Zutaten für 4 Portionen:
3 Avocado
3 EL Butter
2 EL Mehl
1 Liter Gemüsebrühe
250 ml Kochsahne, fettarm, 7%
2 EL Creme fraiche
1 Prise Salz
4 Garnelen
Etwas Öl

Zubereitung:

Zuerst die Avocados halbieren, entkernen und das Fruchtfleisch aus der Schale lösen. Anschließend die Butter hin einem Topf erhitzen. Das Mehl unter ständigem Rühren anschwitzen und mit der Gemüsebrühe ablöschen. Das Avocadofruchtfleisch zur Brühe geben und für 20 Minuten auf niedriger Temperatur köcheln lassen. Nun die Suppe pürieren.

Das Öl in einer Pfanne erhitzen und die Garnelen darin scharf anbraten. Die Sahne zusammen mit Creme fraiche in einer Schüssel vermischen. Danach die Zitronen-Sahne-Mischung in die Suppe geben und kurz aufkochen lassen. Zum Schluss die Suppe in Tellern anrichten und mit einer Garnele belegt servieren.

Brokkoli-Eintopf mit Sprossen

Zutaten für 4 Portionen:
1000 g Brokkoli
200 g Brokkolisprossen
250 ml Gemüsebrühe
6 EL Kochsahne, fettarm, 7%
2 EL Bio-Kokosöl
6 EL frische Kräuter
2 TL Muskat

Zubereitung:

Den Brokkoli waschen und in Röschen teilen. Der Stiel wird in Scheiben geschnitten. Öl in einer Pfanne erhitzen und die Brokkoli-Scheiben darin andünsten. Die Brokkoli-Röschen hinzugeben und kurz mit garen. Anschließend mit Gemüsebrühe ablöschen und für 10 Minuten garen.

Nun die Sahne hinzugeben und alles mit Salz, Kräutern und Muskat würzen. Den Brokkoli-Eintopf auf einem Teller anrichten und mit den Sprossen garnieren.

Brokkoli-Suppe

Zutaten für 4 Portionen:
1 Stück Ingwer (6 cm)
1800 ml Gemüsebouillon
1000 g Brokkoli
200 ml Kokosmilch, fettreduziert
Salz und Pfeffer

Zubereitung:
Als erstes die Röschen vom Strunk des Brokkolis trennen. Den Backofen auf 200°C vorheizen und ein Backblech mit Backpapier auslegen. Anschließend die Röschen mit Olivenöl einreiben und auf dem Backblech verteilen. Alles für 20 Minuten in den Ofen geben. In der Zwischenzeit den Ingwer schälen und kleinschneiden. Ein wenig Öl in einem Topf erhitzen und den Ingwer darin anbraten.

Nun den Strunk des Brokkolis in mundgerechte Stücke schneiden und diese in etwas Öl in einer Pfanne anrösten. Anschließend mit Salz würzen. Mit der Gemüsebouillon ablöschen und alles 12 Minuten lang kochen. Die Röschen im Ofen sind nun fertig. Diese nun auch mit in den Topf (nicht in die Pfanne) geben. Den Topfinhalt mit einem Stabmixer pürieren. Den Geschmack der Suppe mit etwas Kokosmilch, Salz und Pfeffer verfeinern und die Strunk-Stücke hineingeben.

Kokossuppe

Zutaten für 4 Portionen:

600 ml Gemüsebrühe
100 ml Kokosmilch, fettreduziert
4 EL Gouda, gerieben
4 EL Tilsiter, gerieben
2 TL Parmesan, gerieben
2 TL Kokosraspeln
2 Prisen Anispulver
2 TL Butter
2 EL Apfelessig
Salz und Pfeffer

Zubereitung:

Zunächst die Butter in einem Topf erhitzen, mit dem Apfelessig ablöschen und einkochen lassen. Anschließend mit der Gemüsebrühe auffüllen und zum Kochen bringen.
Nun Gouda sowie Tilsiter hineingeben und bei mittlerer Hitze schmelzen. Wenn der Käse geschmolzen ist, die Kokosmilch hineingeben und die Suppe mit den Gewürzen abschmecken.
Die Suppe auf Tellern anrichten und mit Kokosraspeln und Parmesan garnieren.

Hühnersuppe mit Einlage

Zutaten für 4 Portionen:
1000 ml Gemüsebrühe
320 g Hähnchen-Innenfilets
80 g Blumenkohl
4 Eier
1 Lorbeerblatt
4 EL Schnittlauch-Röllchen
Salz und Pfeffer

Zubereitung:
Als erstes die Gemüsebrühe in einen Topf geben und mit Salz und Pfeffer würzen. Das Lorbeerblatt hineinlegen und die Brühe zum Kochen bringen. Währenddessen die Filets waschen, trockentupfen und in Würfel schneiden. In die kochende Brühe geben und für neun Minuten mitkochen.
In der Zwischenzeit den Blumenkohl waschen und in Röschen teilen. Anschließend mit in die Suppe geben und für weitere drei Minuten kochen. Zum Schluss die Eier in die Suppe schlagen und mit einem Schneebesen aufschlagen. Kurz stocken lassen und vor dem Genießen das Lorbeerblatt entfernen.

Kokos-Zuckerschoten-Suppe

Zutaten für 4 Portionen:
12 Champignons
1 Zucchini
32 Zuckerschoten
8 Scheiben Ingwer
400 ml Gemüsebrühe
400 ml Kokosmilch, fettarm
4 EL Sojasauce
16 Blätter Thai-Basilikum

Zubereitung:

Zuerst die Champignons putzen und in Scheiben schneiden. Die Zucchini waschen und ebenfalls in Scheiben schneiden. Die Zuckerschoten waschen und in Rauten schneiden. Den Ingwer schälen und in Stückchen schneiden.

Die Gemüsebrühe in einen Topf geben und mit Kokosmilch und Ingwer zum Kochen bringen. Sobald die Suppe kocht, Champignons, Zucchini und Zuckerschoten hinzugeben und für fünf Minuten köcheln lassen. Zum Schluss die Suppe mit der Sojasauce abschmecken und mit Basilikum garnieren.

Kürbissuppe

Zutaten für 4 Portionen:
400 g Hokkaidokürbis
16 Weintrauben, kernlos
800 ml Gemüsebrühe
8 EL Kokosmilch, fettreduziert
4 TL Rapsöl
2 TL Traubenkernöl
4 TL Schnittlauch, frisch
Salz und Pfeffer

Zubereitung:
Zunächst den Kürbis schälen und in Stücke schneiden. Öl in einem Topf erhitzen und den Kürbis darin anbraten. Mit der Gemüsebrühe ablöschen und mit Kokosmilch auffüllen. Die Suppe acht Minuten köcheln lassen und anschließend mit Salz und Pfeffer abschmecken.

Die Trauben waschen und vierteln. In einer Pfanne das Traubenkernöl erhitzen und die Trauben darin anrösten. Den Schnittlauch waschen und in Röllchen schneiden. Die Suppe mit Trauben und Schnittlauchröllchen garnieren.

Kartoffel-Möhren-Cremesuppe

Zutaten für 4 Portionen:
4 Kartoffeln, mehligkochend
8 Möhren
4 EL veganer Sauerrahm
1000 ml Gemüsebrühe
4 EL Petersilie
Pfeffer

Zubereitung:

Zuerst die Kartoffeln schälen und würfeln. Die Möhren schälen und in Scheiben schneiden. Anschließend die Brühe in einem Topf erhitzen und Kartoffeln und Möhren darin ca. 20 Minuten garen. Danach die Suppe mit einem Stabmixer pürieren, den Sauerrahm unterrühren und mit Pfeffer abschmecken. Die Petersilie waschen, hacken und über die Suppe streuen.

Zucchinicremesuppe

Zutaten für 4 Portionen:
4 Zucchini
320 g Kartoffeln
1000 ml Gemüsebrühe
4 TL Keimöl
4 EL veganer Sauerrahm
Petersilie, frisch
Salz und Pfeffer

Zubereitung:

Als erstes die Zucchinis waschen und in Würfel schneiden. Die Kartoffeln schälen und würfeln. Im Anschluss das Öl in einem Topf erhitzen und die Zucchinis zusammen mit den Kartoffelwürfeln darin andünsten. Mit der Gemüsebrühe ablöschen, aufkochen und bei niedriger Wärmezufuhr für 10 Minuten köcheln lassen.

Danach die Suppe mit einem Stabmixer pürieren, den Sauerrahm unterrühren und mit Salz und Pfeffer abschmecken. Die Petersilie waschen, hacken und über die Suppe streuen.

Möhrensuppe

Zutaten für 4 Portionen:
500 g Möhren
1 TL Ingwer, frisch
150 ml Sojasahne
½ EL gekörnte Gemüsebrühe
50 ml Mandelmilch
1 EL Kokosblütenzucker
1 EL Öl
Kresse
Zubereitung:

Als erstes die Möhren schälen und in Scheiben schneiden. Den Ingwer schälen und fein hacken. Im Anschluss Öl in einer Pfanne erhitzen, den Zucker hineingeben und karamellisieren lassen. Die Möhren dazugeben, mit Wasser ablöschen und ca. 10–15 Minuten köcheln lassen, bis die Möhren bissfest gegart sind. Danach alles im Mixer pürieren, zurück in den Topf füllen und Gemüsebrühe sowie Ingwer hinzugeben. Nochmals aufkochen lassen, die Sojasahne einrühren und die fertige Suppe anrichten. In einem Topf die Mandelmilch aufschäumen, den Schaum auf die Suppe geben und mit der Kresse garnieren.

Desserts

Vanillebirne

Zutaten für 4 Portionen:
8 Birnen
800 ml heller Traubensaft
2 Vanilleschoten
1 TL Kardamom, gemahlen

Zubereitung:

Der Backofen wird zunächst auf 185° C vorgeheizt. Die Birne schälen, die Kerne entfernen und in Spalten schneiden. Die Birnenspalten in eine Auflaufform verteilen und mit dem Traubensaft übergießen. Mit Kardamom und den Vanilleschoten würzen und 15 Minuten lang im Ofen backen. Die Vanillebirnen passen sehr gut zum Amaranth-Brei oder einem Frühstücksporridge.

Haselnuss-Tortenboden

Zutaten für 1 Boden:
225 g Haselnüsse
40 g Vanille-Whey-Proteinpulver
55 g zerlassene Butter

Zubereitung:

Zunächst die Haselnüsse in den Mixer geben und fein zermahlen. Anschließend das Vanillepulver und die zerlassene Butter zu den Haselnüssen geben und gut vermengen. Es entsteht ein krümeliger Teig. Diesen in eine Kuchenform geben und bei 180° C für 12-15 Minuten in den Ofen stellen. Den Tortenboden aus der Form lösen und nach Belieben belegen.

Low Carb Waffeln

Zutaten für 4 Portionen:
80 g Butter
3 Eier
1 ½ TL Stevia
80 g Mandeln, gemahlen
½ TL Backpulver
1 Banane
500 ml Schlagsahne, fettreduziert, 19%

Zubereitung:

Zunächst die Banane schälen und mit einer Gabel zerdrücken. In eine Schüssel geben und Butter und Eier hinzugeben. Alles schaumig schlagen. Backpulver, Xylit und Mandeln miteinander vermengen und mit der Eiermasse zu einem Teig verkneten. Das Waffeleisen einfetten und die Waffeln darin wie gewohnt backen. Währenddessen die Sahne steifschlagen und zu den Waffeln servieren.

Eiweiß-Waffeln

Zutaten für 4 Portionen:
6 Eier
200 g Haferflocken
200 g Magerquark
100 ml Milch, fettarm, 1,5%
1 EL gemahlene Haselnüsse

Zubereitung:

Die Eier in einer Schüssel gut aufschlagen und mit den restlichen Zutaten vermengen, bis eine klebrige Masse entstanden ist. Ein Waffeleisen erhitzen, gegebenenfalls einölen und den Teig darin portionsweise ausbacken lassen.

Kokos-Pralinen

Zutaten für 6 Portionen:
240 g Kokosraspeln
6 EL Kokosöl
115 g Xylit
2 EL Vanille-Drops
1 Prise Salz

Zubereitung:

Zunächst alle Zutaten in eine Schüssel füllen und mit einem Rührgerät zu einem Teig verarbeiten. Aus diesem Teig mit den Händen kleine Kugeln formen. Zum Schluss entweder in Kokosraspeln oder ähnlichem wälzen. Etwas ruhen lassen, damit sich die Pralinen festigen.

Schokopudding

Zutaten für 4 Portionen:

4 Bananen

2 Avocado

6 EL Kakaopulver

2 EL Agavendicksaft

Zubereitung:

Zunächst die Bananen schälen und klein schneiden. Die Avocados halbieren, entsteinen und das Fruchtfleisch mit einem Löffel entfernen. Bananen, Avocados sowie Kakaopulver in eine Schüssel geben und fein pürieren. Anschließend mit dem Agavendicksaft süßen und solange kaltstellen, bis er serviert wird.

.

Mandel-Kokos-Waffeln

Zutaten für 4 Portionen:
4 Eier
20 g Butter
100 g Magerquark
50 ml Schlagsahne, fettarm, 19%
30 g Mandeln, gemahlen
30 g Kokosraspeln
30 g Erythrit
1 TL Zimt
1 TL Flohsamenschalen
1 TL Vanillepulver

Zubereitung:
Zunächst Eier, Butter, Schlagsahne sowie Quark in eine Schüssel geben und mit dem Handrührgerät vermischen. In einer weiteren Schüssel Mandeln, Kokosraspeln, Erythrit, Zimt, Flohsamenschalen und Vanillepulver vermengen.

Nun den Inhalt der zweiten Schüssel in die erste Schüssel füllen und alles gut miteinander verrühren. Ein Waffeleisen wie gewohnt einfetten und die Waffeln nach und nach schön goldbraun backen.

Herbstkekse

Zutaten für 20 Portionen:
180 g Mandelmehl
1 Ei
4 EL Honig
50 g Kürbispüree
2 EL Butter
1 EL Lebkuchengewürz
½ TL Backpulver
1 Prise Salz
140 g Schokodrops, zuckerfrei

Zubereitung:

Zunächst alle Zutaten zusammen in eine Schüssel geben und verkneten. Ein Backblech mit Backpapier auslegen und mit einem Teelöffel kleine Teigstücke auf das Blech legen. Für 10-14 Minuten bei 180°C backen.

Mousse au Chocolat

Zutaten für 4 Portionen:
2 Avocados
30 g Schokoproteinpulver
30 g ungesüßter Kakao
20 g Ahornsirup
2 TL Kokosöl

Zubereitung:

Die Avocados halbieren, den Stein herauslösen und das Fruchtfleisch in eine Küchenmaschine geben. Die übrigen Zutaten hinzufügen und gut miteinander vermixen. Zum Schluss die Mousse in Dessertschalen geben.

Erdbeer-Vanille-Creme

Zutaten für 4 Portionen:
30 Erdbeeren
400 ml Mandelmilch
3 EL rohes Kokosfett
1 TL Kokosnektar
½ TL Mandelextrakt
1 TL Vanilleextrakt
10-12 Tropfen Stevia

Zubereitung:

Zuerst wird die Mandelmilch in einen Topf gegeben und erwärmt. Die Erdbeeren waschen, das Grün entfernen und kleinschneiden. Mandelmilch zusammen mit den Erdbeeren, Kokosfett, Kokosnektar, Mandel- und Vanilleextrakt sowie Stevia in einen Mixer geben und pürieren. Die Creme in mehrere Schälchen aufteilen und für eine Stunde kühlen.

Milchschnitte

Zutaten für 4 Portionen:
120 g Mandeln, gemahlen
200 g Sahne, fettarm, 19%
100 g Magerquark
5 Eier
5 EL Erythrit
2 EL Kakao
2 EL Vanilleextrakt
2 TL Gelatine, gemahlen
4 EL Wasser

Zubereitung:

Zunächst die Eier trennen. Das Eiweiß zu Schnee schlagen. Das Eigelb zusammen mit den Mandeln, 4 EL Erythrit und Kakaopulver in eine Schüssel geben und vermischen. Den Eischnee unterheben. Ein Backblech mit Backpapier auslegen und den Teig darauf gleichmäßig verteilen. Für 15 Minuten bei 180° C backen.

Währenddessen die Gelatine in das Wasser einrühren und 10 Minuten quellen lassen. Anschließend über einem Wasserbad erwärmen. Für die Milchcreme die Sahne steif schlagen.

Quark, 1 EL Erythrit und Vanilleextrakt in einer Schüssel verrühren und die Sahne unterheben. 2 EL von der Sahnemischung abnehmen und mit der Gelatine vermischen. Vorsichtig unter die Sahnemischung heben.

Den Boden aus dem Ofen nehmen und abkühlen lassen. Anschließend mittig aufschneiden, so dass eine obere und eine untere Hälfte entsteht. Die untere Hälfte mit der Sahnemischung bestreichen und die obere Hälfte aufsetzen.

Mango-Lassi

Zutaten für 4 Portionen:
330 ml Naturjoghurt, fettarm, 1,5%
670 ml Wasser
1 Vanilleschote
1 Mango
1 Msp. Kardamom
1 Msp. Ingwer, gemahlen

Zubereitung:

Die Mango schälen, den Stein herauslösen und das Fruchtfleisch kleinschneiden. Zusammen mit den übrigen Zutaten in einen Mixer geben und pürieren.

Trauben-Buttermilch

Zutaten für 4 Portionen:
400 ml Traubensaft, rot
800 ml Bio-Buttermilch

Zubereitung:

Auch dieses Getränk lässt sich einfach und schnell herstellen und ist zudem eine erfrischende Alternative, nicht nur im Sommer. Einfach den Traubensaft mit der Buttermilch vermengen.

Gurken-Lavendel-Wasser

Zutaten für 4 Portionen:
1 Gurke
1 TL Lavendel, getrocknet
2 l Wasser

Zubereitung:

Als erstes die Gurke schälen und in Scheiben schneiden. Nun das Wasser in ein Gefäß geben und die Gurke zusammen mit dem Lavendel hineingeben.

Erdbeer-Bananen-Lassi

Zutaten für 4 Portionen:
2 Bananen
200 g Erdbeeren, tiefgekühlt
2 EL Mandelblättchen
200 g griechischer Joghurt
200 ml Mandelmilch
10 Eiswürfel

Zubereitung:

Zuerst die Bananen schälen und in Scheiben schneiden. Zusammen mit den übrigen Zutaten in den Mixer geben und pürieren. In Gläser füllen und genießen.

Mango-Kardamom-Lassi

Zutaten für 4 Portionen:

4 Mangos
2 TL Kardamom
4 TL Honig
2 TL Ingwer
200 g Sojajoghurt
400 ml Wasser, warm

Zubereitung:

Zuerst den Joghurt mit dem Wasser glattrühren. Die Mangos schälen und in Stücke schneiden. Anschließend in den Mixer geben und die Mangos fein pürieren. Die Gewürze mit dem Joghurt mischen, zu den Mangos geben und nochmals kurz mixen. In Gläser füllen und genießen.

Bananen-Blaubeer-Lassi

Zutaten für 4 Portionen:
2 Bananen
400 g Blaubeeren
2 TL Agavendicksaft
2 EL Chiasamen
200 g Sojajoghurt
200 ml Mandelmilch
Etwas Wasser

Zubereitung:

Zuerst die Chiasamen über Nacht in etwas Wasser einweichen. Die Bananen schälen und in Scheiben schneiden. Die Blaubeeren waschen. Die Chiasamen zusammen mit den Bananen, den Blaubeeren, dem Agavendicksaft sowie dem Joghurt in den Mixer geben, mit der Mandelmilch auffüllen und pürieren. Auf die Gläser aufteilen und genießen.

Melonen-Lassi

Zutaten für 4 Portionen:
2 Honigmelonen
2 Avocados
8 Minzblätter
250 g Naturjoghurt

Zubereitung:

Zuerst die Melonen schälen und in Stücke schneiden. Die Avocados halbieren, den Stein entfernen und das Fruchtfleisch mit einem Löffel aus der Schale lösen. Melonen- und Avocadofruchtfleisch zusammen mit den übrigen Zutaten in den Mixer geben und pürieren. In zwei Gläser füllen und genießen.

Mango-Lassi

Zutaten für 4 Portionen:
2 Mangos
400 ml Trinkjoghurt, Natur (1,5%)
20 Eiswürfel

Zubereitung:

Zuerst die Mangos schälen, halbieren und in Stücke schneiden. Zusammen mit dem Joghurt und den Eiswürfeln in den Mixer geben und pürieren. In Gläser füllen und genießen.

Apfel-Birnen-Lassi

Zutaten für 4 Portionen:
100 ml Apfelsaft
4 Birnen
300 g Naturjoghurt (1,5%)
20 Eiswürfel

Zubereitung:

Zuerst die Birnen schälen, entkernen und in Stücke schneiden. Zusammen mit dem Apfelsaft, dem Joghurt und den Eiswürfeln in den Mixer geben und pürieren. In Gläser füllen und genießen.

Beeren-Mango-Lassi

Zutaten für 4 Portionen:
400 g Blaubeeren
400 g Erdbeeren
1 Mango
2 Vanilleschoten
4 EL Honig
800 ml Naturjoghurt
400 ml Wasser

Zubereitung:

Zuerst die Erdbeeren waschen und halbieren. Nun die Blaubeeren waschen. Die Mango schälen und in Stücke schneiden. Die Vanilleschote halbieren und das Mark herauskratzen.
Alles zusammen in den Mixer geben, mit dem Honig süßen und mit dem Joghurt sowie dem Wasser auffüllen. Mixen und in Gläser gefüllt genießen.

Heidelbeer-Lassi

Zutaten für 4 Portionen:
400 g Heidelbeeren
4 Blatt Minze
2 EL Honig
4 EL Holundersirup
400 g Joghurt
400 ml Milch

Zubereitung:

Zuerst die Heidelbeeren waschen und die Minzblätter putzen. Zusammen mit den restlichen Zutaten in den Mixer geben und pürieren. In Gläser füllen und genießen.

Mango-Kürbis-Lassi

Zutaten für 4 Portionen:
2 Mangos
½ Hokkaido
100 ml Kokosmilch
400 ml Buttermilch

Zubereitung:

Zuerst die Mangos schälen und in Stücke schneiden. Nun den Hokkaido schälen, entkernen, in den Mixer geben und pürieren. Anschließend die Mangos auch in den Mixer geben, mit Kokosmilch und Buttermilch auffüllen und pürieren. Anschließend In Gläser füllen und genießen.

Schlusswort

Nun sind wir schon am Ende dieses Kochbuchs angelangt. Sie konnten hoffentlich vieles daraus mitnehmen. Im besten Fall haben Sie auch schon einige Rezepte ausprobiert.

Besonders wichtig ist bei einem Reflux die kohlenhydrat- und fettarme Ernährung. Hat man sich einmal genau mit dem Thema Reflux und Sodbrennen auseinandergesetzt, wird man sicherlich feststellen, dass die Ernährung einen großen Teil ausmacht und die Beschwerden durch die richtige Ernährung in Schach gehalten werden können.

Leidet man einmal an Reflux, wird man sehr wahrscheinlich immer daran leiden. Bei einem Reflux besteht eine Schädigung des Schließmuskels zwischen Magen und Speiseröhre.

Reflux und Sodbrennen haben teilweise die gleichen Ursachen. Wobei Sodbrennen nur phasenweise auftritt, ist der Reflux meist schon chronisch. In beiden Fällen allerdings sollte auf Alkohol und Nikotin verzichtet werden.

Medikamente, ein stressfreieres Leben, eine gesündere Ernährung, mehrere kleinere Mahlzeiten über den Tag verteilt und in manchen Fällen eine Operation, können dabei helfen, Beschwerden zu minimieren und eine bessere Lebensqualität zu erlangen.

Lassen Sie sich nicht entmutigen. Auch wenn sich eine gesunde Ernährung und ein gesunder Lebensstil nicht auf Anhieb umsetzen lassen, geben Sie nicht auf.
Das Leben kann so schön sein, wenn man mit etwas Disziplin und Willen daran arbeitet. Auch wenn es zu Beginn schwerfällt, so wird sich Durchhaltevermögen auszahlen und ein glücklicheres, leichteres und ausgeglicheneres Leben auf Sie warten.

Warten Sie nicht. Beginnen Sie noch heute!

Quellenangabe:

https://www.talcid.de/reflux/

https://www.sodbrennen.de/reflux/

https://www.diakonie-sw.de/details/der-reflux-wie-er-entsteht-und-b
handelt-werden-kann/

https://www.gesundheitsinformation.de/wie-wird-reflux-beha
delt.2100.de.html?part=behandlung-so
2021480https://www.netdoktor.de/symptome/sodbrennen/

https://www.sodbrennen.de/

https://eatsmarter.de/ernaehrung/bei-krankheiten/ernaehrung-bei-reflux

https://eatsmarter.de/ernaehrung/bei-krankheiten/7-tage-speiseplan-gegen-sodbrennen

https://www.sodbrennen.de/sodbrennen-vorbeugen/ernaehrung/rezepte/hauptspeise/

https://bfriends.brigitte.de/foren/gesunde-ernaehrung/463710-keine-idee-fuers-abendessen-bei-reflux.html

https://www.ndr.de/ratgeber/kochen/rezepte/rezeptdb226.html

https://www.kochenohne.de/schonkost-rezepte/

https://www.gofeminin.de/kochen-backen/schonkost-rezepte-s1565110.html

https://www.gutekueche.at/schonkost-rezepte

https://www.leben-mit-ced.de/finden/rezepte.html

https://www.kochbar.de/rezepte/schonkost.html

https://www.gutekueche.at/schonkost-rezepte

https://www.humboldt.de/sites/default/files/2018-12/9783869100586_Offen-born_111%20Schonkost.pdf

Haftungsausschluss nach §34bWpHG: Die Umsetzung aller enthaltenen Informationen, Anleitungen und Strategien dieses Buches erfolgt auf eigenes Risiko. Für etwaige Schäden jeglicher Art kann dem Autor aus keinem Rechtsgrund eine Haftung übernehmen. Für Schäden materieller oder ideeller Art, die durch die Nutzung oder Nichtnutzung der Informationen bzw. durch die Nutzung fehlerhafter und/oder unvollständiger Informationen verursacht wurden, sind Haftungsansprüche gegen den Autor grundsätzlich ausgeschlossen. Ausgeschlossen sind daher auch jegliche Rechts- und Schadensersatzansprüche. Dieses Werk wurde mit größter Sorgfalt nach bestem Wissen und Gewissen erarbeitet und niedergeschrieben. Für die Aktualität, Vollständigkeit und Qualität der Informationen übernimmt der Autor jedoch keinerlei Gewähr. Auch können Druckfehler und Falschinformationen nicht vollständig ausgeschlossen werden. Für fehlerhafte Angaben von dem Autor, kann keine juristische Verantwortung sowie Haftung in irgendeiner Form übernommen werden.

Kontakt: Leonie Vonderheid c/o AutorenServices.de/Birkenallee 24/36037 Fulda

Printed in Poland
by Amazon Fulfillment
Poland Sp. z o.o., Wrocław

61178084R00078